AF357882

SOCIÉTÉ INDUSTRIELLE
du Nord de la France.

SUR LE

CONGRÈS INTERNATIONAL D'HYGIÈNE DE TURIN

EN 1880

et sur quelques institutions d'hygiène en Italie

Par le Dr Jules ARNOULD.

LILLE,
IMPRIMERIE L. DANEL.
1881.

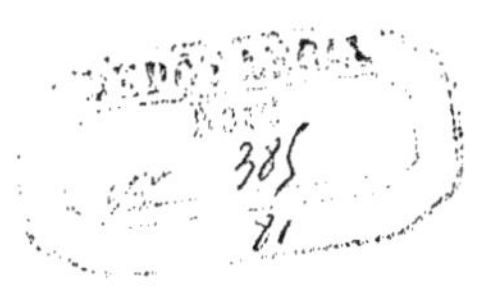

SOCIÉTÉ INDUSTRIELLE

du Nord de la France.

SUR

LE CONGRÈS INTERNATIONAL D'HYGIÈNE DE TURIN

EN 1880

et sur quelques institutions d'hygiène en Italie

Par M. Dr Jules ARNOULD.

Messieurs,

A l'époque actuelle, où l'opinion publique est d'un si grand poids dans la réalisation de tous les progrès, on est particulièrement heureux, en face de chaque question à étudier, que cette opinion soit représentée par des esprits larges et indépendants et que cette agitation salutaire ait pour foyer une réunion d'hommes, instituée précisément en vue d'obtenir successivement les améliorations matérielles qu'il est possible de faire entrer dans les habitudes populaires. C'est pour cela que le Comité de l'Utilité publique vient souvent vous confier ses préoccupations; c'est pour cela que, personnellement, j'éprouve souvent le besoin de vous soumettre

quelque objet de mes études favorites et que j'emporte toujours d'ici
un profond sentiment de satisfaction et de reconnaissance lorsque
vous avez bien voulu m'encourager de vos suffrages.

Après tout, il est difficile qu'une chose soit plus d'utilité publique
que l'hygiène, si même les deux ne se confondent. C'est dans ce
sentiment que je fais encore une fois appel à votre bienveillant
intérêt, en faveur de quelques remarques que j'ai rapportées de ma
participation, fort humble d'ailleurs, au Congrès international
d'hygiène de Turin, où votre Société comptait deux représentants
lillois, tous deux honorés par le suffrage de leurs collègues des
fonctions de vice-présidents de section.

Je ne vous dirai rien, Messieurs, de l'organisation du Congrès.
Quelques personnes, peut-être disposées d'avance à la mauvaise
humeur, y ont trouvé des lacunes. J'étais venu pour entendre et
pour voir, non pour critiquer; j'ai vu et entendu beaucoup de
choses que je ne savais pas ou que je savais moins bien, je me
déclare satisfait. Un détail de premier ordre que les Italiens n'avaient
peut-être pas organisé d'avance, parce qu'ils l'improvisent naturel-
lement, ç'a été leur hospitalité gracieuse et splendide, leur
cordialité, exprimée de cette façon étincelante et séductrice, qui
n'appartient qu'à eux. Les membres français ont eu leur bonne part
de ces démonstrations aimables et je crois que personne n'y a guères
résisté. Ces Alpes gigantesques ne nous séparent pas autant qu'on
pourrait croire; ce ne sont vraiment que des accidents de terrain un
peu gênants, mais non sérieux; nos ingénieurs, du reste, le prou-
vent tous les jours.

Le Congrès a eu cinq séances générales et autant de séances de
sections. Je passe sur la séance d'ouverture, réunion d'apparat,
mais aussi de préparation nécessaire; c'est là qu'on distribuait le
travail.

La deuxième séance générale a été consacrée à *l'hygiène inter-
nationale*. Vous savez, Messieurs, qu'il est un certain nombre de
fléaux : le choléra, la peste, la fièvre jaune (parmi les plus redou-

tables) , qui ont un berceau d'origine , un foyer permanent , localisé à une région du globe. C'est de ce point , de cette contrée précise , que partent les épidémies , transportées autrefois à dos de chameau avec les caravanes, aujourd'hui embarquées sur les bateaux à vapeur ou les chemins de fer, dans tous les cas assurées d'une propagation lointaine et d'une dissémination rapide dans tous les sens , à la faveur des relations internationales dont le commerce est la raison inévitable et nécessaire. Faut-il blâmer et supprimer pour cela le commerce et les rapports entre peuples? A Dieu ne plaise ! mais justement l'hygiène est faite pour que le mouvement, favorable au bien-être de tous et à la civilisation générale , puisse continuer pendant qu'elle pourvoira aux menaces et aux désastres sanitaires que ce brassement humain pourrait entraîner. Un Français , désormais illustre , M. Fauvel , a montré comment l'on pouvait à la fois protéger le commerce et la vie des hommes en faisant surveiller à leur berceau les fléaux exotiques , en plaçant des sentinelles intelligentes , c'est-à-dire des médecins sanitaires , sur leur route habituelle vers l'Europe , en contrôlant la santé des arrivages dans les ports d'Europe et en suspendant, au besoin, par des mesures quarantenaires rationnelles, les relations commerciales, dans l'intérêt même du commerce, à qui les terreurs paniques populaires font perdre beaucoup plus d'argent qu'une suspension momentanée. Des savants, appartenant à des nations moins menacées que la France , réclamaient encore , il y a quelques années , la suppression de ces mesures restrictives , au nom de la liberté commerciale. On vit bien de quel mobile partait ce bel amour de la liberté illimitée , quand , naguères , la peste d'Astrakhan vint répandre en Occident de sinistres bruits et que les peuples voisins de la Russie durent faire de sérieuses réflexions sur leur propre sécurité. Ceux qui, en Allemagne , avaient posé comme un dogme l'inutilité des quarantaines furent les premiers à les conseiller aux gouvernements vis-à-vis des relations avec la Russie, dût-on adopter la forme la plus sévère des quarantaines, les cordons de troupes et la résistance à coups de fusil contre les provenances suspectes. Voilà ce qui a été dit en substance au Congrès et ce qui a valu à M. Fauvel la glorieuse constatation d'un triomphe dont l'humanité bénéficiera tout d'abord. Il va sans dire que le vœu du Congrès a été dans le sens d'une accentuation plus marquée des institutions de prophylaxie actuellement existantes , en particulier en ce qui concerne les conseils sanitaires d'Alexandrie (Égypte) et de Constantinople.

La troisième séance a étudié *l'administration sanitaire dans les États*. Il y a , évidemment, du côté des intérêts sanitaires des populations , une branche de gouvernement qui ne le cède pas en importance au commerce , aux travaux publics , etc. Faut-il que les États créent un *ministère de la santé publique ?* Tout le monde à peu près a réclamé la chose et repoussé le mot. Oui, il faut une *direction centrale de la santé publique, compétente, c'est-à-dire médicale, autonome, ayant son budget spécial voté par les Assemblées législatives* ; mais il est inutile et dangereux que le directeur s'appelle ministre, parce qu'il devrait tomber et changer comme les ministères. En France, nous avons, dans les Conseils d'hygiène départementaux et d'arrondissement, un mécanisme parfait d'administration sanitaire ; il ne manque à ces rouages qu'un moteur, à ce corps qu'un cerveau. Le bon sens et l'expérience faite depuis 1848 disent suffisamment que ce moteur ne sera jamais l'administration générale. Que l'on crée des fonctionnaires spéciaux, hiérarchisés , compétents par dessus tout, et l'organisme actuel fonctionnera efficacement. A cette séance, en même temps que M. le docteur Liouville, député français, se levait pour proposer une addition de même sens , j'ai jeté de ma place, en guise d'amendement, le mot : « *médicale*, » après que le président eut prononcé la première partie de la rédaction du vœu : « *Direction centrale de la santé publique.* » M. Liouville, qui m'entendait parfaitement , insista pour que l'on introduisît dans cette formule la phrase précise : « le directeur sera un médecin. » Je croyais bien n'avoir voté que sur des expressions ainsi conçues. Je trouve , cependant le mot « *médicale* » omis dans la formule de vœu reproduite par la *Revue d'hygiéne* du 15 octobre dernier. C'est donc un point que j'espère reprendre à Genève, dans deux ans. Dans le temps où nous vivons, je ne vous apprendrai pas, Messieurs, qu'il est bon de mettre, pardonnez-moi l'expression triviale, les points sur les *i*.

La question de la *vaccination obligatoire* a occupé la quatrième réunion générale du Congrès. L'opinion dominante a été en faveur de cette obligation légale, qui existe en Allemagne. A la vérité, en Allemagne, les piétistes protestent au nom des lois de la nature et, au sein du Congrès, quelques personnes scrupuleuses avouèrent la crainte que la vaccine obligatoire ne soit une atteinte à la liberté individuelle. On leur répondit que l'individu vivant en société n'a pas le droit de mettre le feu à sa maison, s'il fait courir le risque d'incendie aux voisins, et ne peut être libre d'exposer, par son imprudence ou sa folie, toute une ville à des épidémies meurtrières. Il y a des gens qui choisissent de singulières occasions pour faire éclater leur amour de la liberté.

Dans la cinquième séance a été agité un objet considérable, qui fait ma préoccupation constante depuis que j'ai l'honneur d'appartenir à l'enseignement et sur lequel j'ai, heureusement, l'espoir d'obtenir bientôt satisfaction. Le Congrès de Turin a enfin proclamé une vérité dont la conception pénètre depuis longtemps déjà tous les esprits : *la nécessité d'une réforme complète de l'enseignement de l'hygiène.* Voici dans quel sens :

L'hygiène est, à proprement parler, la connaissance de l'action des milieux et des modificateurs sur l'homme. Or, ces milieux et ces modificateurs sont choses visibles, tangibles, susceptibles d'analyse ; cette action elle-même n'échappe pas plus à l'observation et à l'expérimentation (qui est une observation provoquée) que les phénomènes physiologiques, dont la méthode expérimentale a fait aujourd'hui une science si élevée et si précise. Lorsqu'on a sous la main une pareille méthode, évidemment applicable à l'hygiène, qui est comme la physiologie sociale, peut-on continuer à ne mettre dans les cours et dans les livres d'hygiène que des dissertations plus ou moins brillantes sur les agents extérieurs, des inductions obtenues à grand renfort de raisonnements, des formules dogmatiques purement abstraites? Non, mille fois non.

Il faut que l'hygiène aborde elle-même, dans son esprit propre, l'étude physique et chimique des milieux et des modificateurs; qu'elle en éprouve l'action physique avec un outillage à elle, spécialement construit dans ce but; qu'elle en essaye l'action biologique sur des animaux, non pour en conclure simplement à l'action sur l'homme, mais pour comprendre celle-ci; enfin, qu'elle place partout la démonstration de fait, abordable aux sens, à côté des spéculations théoriques et des descriptions écrites ou parlées.

En d'autres termes, il faut que l'enseignement de l'hygiène se complète désormais: 1° de l'étude *sur place* des milieux, des modificateurs, des appareils, qui agissent sur l'individu ou les groupes; 2° du *laboratoire* d'analyses et d'expériences; 3° du *musée* d'hygiène, renfermant les instruments, les modèles en gravure ou en réduction, les tableaux graphiques qui représentent les grandes lois du développement de l'individu ou de celui des groupes.

Tel a été, Messieurs, l'avis unanime du Congrès, tel a été le sens de l'ordre du jour voté par acclamation, au cours de cette importante séance.

Je ne saurais trop insister au milieu de vous sur cet avénement d'un nouvel ordre de choses dans une branche vivace de l'enseignement et réclamer votre appui moral pour la prompte réalisation de ce progrès, dans notre ville où germent et prospèrent toutes les institutions d'enseignement et où s'élève la nouvelle Faculté de médecine. Ainsi compris, l'enseignement de l'hygiène est autre chose qu'une préparation d'examen de la part des étudiants, autre chose qu'une faible part du bagage médical, propriété stérile d'un petit nombre d'initiés. C'est vraiment la constitution d'une science biologique et sociale, d'un caractère absolument moderne, réductible en

des lois dont l'application pratique serait presque aussi saisissable
que celle de la mécanique ou de la géométrie, n'était la complexité
qui affecte toujours les phénomènes dont l'organisme vivant est
le théâtre.

Je le dis parce que, naguères encore, des esprits de la meilleure
trempe, n'y ayant évidemment pas réfléchi, considéraient l'hygiène
comme une science purement spéculative et n'avaient pour elle que
le dédain qu'elle mériterait vraiment, si elle restait à l'état de
paroles et de livres. A Lille même, je le sais de bonne source, le
laboratoire d'hygiène a été regardé par quelques-uns comme une
idée folle, capable de provoquer chez de simples Flamands ce
fameux rire dont les dieux d'Homère avaient la spécialité.

Certes, ce n'est pas au sein de la Société Industrielle du Nord
où, à côté d'un esprit positif et pratique, règne le culte de la philan-
thropie, que l'on peut craindre de voir accueillir de cette façon une
création qui n'a vraiment rien d'extraordinaire et dont tout le
monde éprouve le besoin dès qu'il s'agit d'étudier la nature et les
propriétés de choses matérielles. Mais je puis vous confier qu'à
Munich, à Bordeaux et à Turin, le laboratoire d'hygiène n'est plus
une chimère ; c'est une réalité vivante. Celui de Turin, je l'ai vu,
grâce à l'obligeance toute charmante du professeur Pagliani, qui en
est le créateur. C'est une institution naissante et encore bien incom-
plète ; mais déjà, que de choses on peut démontrer en rien de temps
aux élèves, de la meilleure façon qui soit possible, avec ces ingénieux
appareils imaginés pour reproduire les conditions du tirage des
cheminées, du fonctionnement des systèmes de ventilation, des
obturateurs d'égout ou de cabinets d'aisance, la porosité des maté-
riaux de construction, etc. ? Et avec ces modèles en petit de salles
de classe, de pavillons d'hôpital, de matériel scolaire ? Et ces analyses
toutes faites montrant l'albumine, la graisse, les hydrocarbonés des
aliments ? Et les tableaux graphiques du développement humain,
du mouvement de la population, etc.

Les Italiens, Messieurs, travaillent beaucoup et leurs savants

font des découvertes qui suffisent à ajouter l'illustration scientifique
à toutes les gloires de ce pays des arts. Mais il m'a semblé qu'ils
avaient surtout, en hygiène particulièrement, le don d'apprécier
sainement les formules établies ailleurs et de les appliquer sans
retard, lorsqu'elles sont bonnes. A l'asile d'aliénés de Mombello,
près de Milan, j'ai pu voir réalisés la plupart des perfectionnements
indiqués par les hygiénistes de tous pays en ce qui concerne la
forme, les dimensions, les rapports des bâtiments hospitaliers, le
maniement des aliénés, le traitement par le travail. J'y ai trouvé,
pardonnez-moi ce détail, une table d'autopsie ventilée par appel en
contre bas et sur laquelle on peut opérer en plein mois de juillet
d'Italie, sans être incommodé par les émanations. Nous en sommes
encore à ce puant acide phénique ! Les Italiens ont, les premiers,
appliqué en grand et sur des points multiples, ce que l'on dit depuis
si longtemps de l'heureuse influence de l'air marin et des bains de
mer sur certaines affections chroniques ; il y a, sur leurs côtes, plus
de vingt hôpitaux maritimes. L'initiative de la bienfaisance privée
y est considérable ; à Milan même, j'ai pénétré dans l'*Institut des
rachitiques*, fondé par une société de quelques riches philan-
thropes ; le caractère particulier de l'établissement est de donner
aux enfants rachitiques le traitement approprié, l'instruction primaire
et l'éducation, sans néanmoins rompre le lien de l'enfant avec la
famille et sans débarrasser les parents des devoirs paternels ou
maternels. Un omnibus va prendre, tous les matins, à domicile, les
petits malades, après qu'ils ont reçu de la famille les soins de
toilette et le déjeûner ; à l'Institut, ils reçoivent les soins médicaux,
un bon repas dans le milieu de la journée, font du gymnase, jouent,
apprennent à lire (un maître et une maîtresse d'école sont attachés à
l'établissement) ; le soir, l'omnibus les remet chez leurs parents.
C'est à dessein que je m'arrête à cet exemple ; je sais qu'ici ce ne
sera point de la graine semée dans le désert.

Voilà une terre où l'hygiène est en grand honneur. Pourtant,
est-ce que l'on n'aurait pas quelque droit de s'en soucier moins

qu'ailleurs dans ce radieux pays où tout est ensoleillé toute l'année ; où la pureté et la douceur de l'atmosphère permettent de vivre beaucoup au dehors et de laisser le grand air pé·étrer librement dans les habitations ; où le peuple est gai, sobre, intelligent? Je n'ai nulle envie de dire du mal de mon pays ni de mes concitoyens ; mais je puis bien affirmer que nous avons au moins d'aussi fortes raisons par ici qu'au-delà des Alpes de concevoir l'amour de l'hygiène et surtout de ne pas rester dans la passion platonique.

Mais je m'aperçois que je vous ai amenés à Milan, quoique je ne vous aie pas dit, bien s'en faut, tout ce qui s'est passé à Turin. Je vais y revenir ; mais permettez-moi de vous dire que mon but, à Milan, était de pouvoir étudier *de visu* et rapidement quelques types de victimes de la *pellagre*, cette endémie qui maltraite encore si fort la Lombardie et qui, heureusement, n'a pas d'intérêt pour vous, puisqu'elle est concentrée dans les contrées où le maïs fait la base de l'alimentation. Un autre sujet d'étude aurait dû aussi me retenir à Milan ; la séance de *crémation*, offerte aux membres du Congrès aussitôt après la clôture de ses travaux. Malheureusement, le temps m'était mesuré et, malgré les instances du docteur Gaetano Pini, l'un des plus fervents apôtres de la crémation, malgré l'incontestable intérêt du spectacle et la gravité de la question au point de vue de l'hygiène, je dus renoncer à la brillante hospitalité de la ville de Milan et m'échapper le matin même du jour de la cérémonie crématoire ; depuis, j'ai pu lire la description des appareils qui fonctionnèrent en cette circonstance. Maigre compensation ; mais du moins, je sais que le problème des sépultures non insalubres est à l'étude et que l'on approche de la solution.

Pour ce qui est des travaux de section, pendant les matinées du Congrès, à Turin même, vous n'attendez pas de moi que je vous rapporte des impressions personnelles sur chacun d'eux. Il y avait jusqu'à dix sections fonctionnant simultanément, ce qui est déjà beaucoup pour un Congrès. Eussé-je eu le don d'ubiquité, je ne pouvais entendre à toutes les sections à la fois et je dus me laisser guider par mes prédilections naturelles ; *trahit sua quemque voluptas ;* m'affranchissant généralement des devoirs de la vice-présidence dont m'avait investi la section d'hygiène militaire et navale.

Les questions traitées ont été nombreuses et très diverses. Je vous signalerai parmi les plus importantes et celles qui rentrent le plus dans vos propres travaux :

1° La question du *rouissage industriel,* que M. Vallin propose de substituer au rouissage dans les cours d'eau ;

2° Les dangers de *l'oxyde de carbone dans le gaz d'éclairage,* question soumise par M. Layet, au contrôle expérimental, dans son laboratoire d'hygiène de Bordeaux. Cette communication m'a permis de citer à la section le cas d'intoxication carbonée d'un ouvrier d'usine à gaz dont j'ai eu l'honneur de vous entretenir, il y a quelque temps ;

3° *L'état sanitaire des mineurs de nos jours,* communication relativement rassurante de M. Paul Fabre (de Commentry) ;

4° *L'anémie des ouvriers employés au percement du St-Gothard,* attribuée par le professeur Pagliani à des causes complexes se résumant dans l'insuffisance de la ventilation vis-à-vis des causes nombreuses de souillure de l'air qui se présentent en pareil cas ;

5° *Les intoxications saturnines professionnelles ;*

6° *La protection des enfants dans les manufactures,* au sujet de laquelle M. Napias approuve les dispositions de la loi actuelle (19 mai 1874) ;

7° La *statistique médicale,* dont MM. Brambilla (de Turin), Bertillon, Overbeek de Meijer (d'Utrecht), réclament l'uniformisation pour tous les pays et toutes les villes ;

8° La *falsification des denrées alimentaires,* que M. Vidal (de Paris) espère à bon droit combattre par la création de *laboratoires municipaux* d'analyse ;

9° La *transmission des maladies par les viandes viru-*

lentes et en particulier de la tuberculose par la chair et le lait des ruminants tuberculeux ; question énorme, que des expériences récentes remplissent d'un redoutable intérêt et qui n'a pas encore les éléments d'une solution. Elle s'est représentée à la section d'hygiène militaire, au moment où l'on a cherché à savoir les causes de la fréquence de la tuberculose dans l'armée. Votre collègue a fait remarquer, à cette occasion, que les soldats, le groupe le plus tuberculeux de la population, sont précisément les gens qui consomment le moins de lait et le moins de viande mal cuite ; la tuberculose ne leur venant point de cette source, il faut bien qu'elle vienne d'ailleurs.

10° Enfin, pour ne prendre que les sommets, *l'assainissement de Paris par l'irrigation à l'eau d'égout*, thème considérable qui a fourni à M. Durand-Claye l'occasion d'établir une fois de plus et par de nouveaux arguments la supériorité du système.

J'en ai passé, et je puis dire des meilleures, pour me borner à celles qui vous touchent de plus près ou qui doivent éveiller l'intérêt universel. J'ajouterai la simple mention de la visite faite par la VIIIᵉ section à l'hôpital militaire de Turin où les médecins militaires français ont vu fonctionner, en félicitant les collègues italiens, mais non sans mélancolie pour eux-mêmes, un service médical d'armée, absolument autonome et responsable des choses de sa compétence. Tout le monde a constaté que ce mécanisme marche très bien et à la satisfaction des administrés tout autant que des officiers médecins.

Messieurs, vous me pardonnerez d'avoir accaparé si longuement votre attention et d'avoir usé un peu indiscrètement de l'indulgence à laquelle vous m'avez habitué. Mais il faut bien que je parle d'hygiène et je n'ai jamais plus de plaisir à en parler qu'ici. Je vous remercie, encore une fois, de m'avoir ménagé cette intime satisfaction.

Jules ARNOULD.

Lille Imp. L. Danel.

www.ingramcontent.com/pod-product-compliance
Lightning Source LLC
LaVergne TN
LVHW010808180726
843502LV00011B/4418